BEI GRIN MACHT SICH IHR WISSEN BEZAHLT

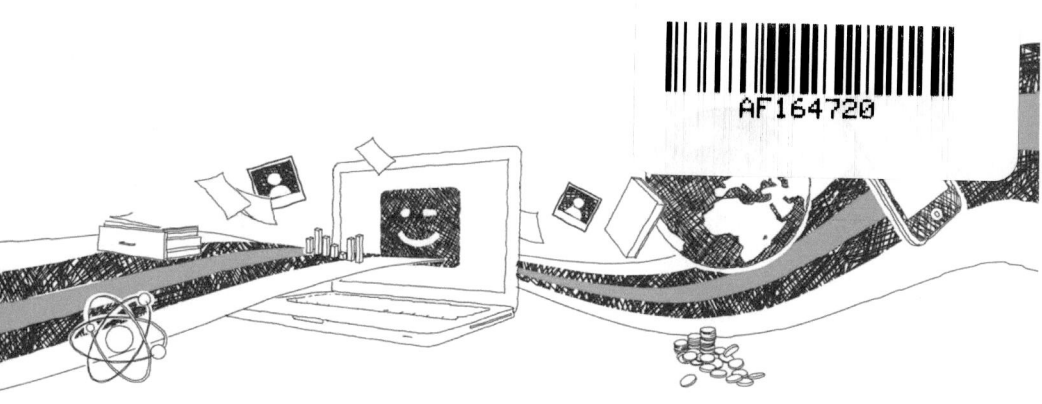

- Wir veröffentlichen Ihre Hausarbeit, Bachelor- und Masterarbeit

- Ihr eigenes eBook und Buch - weltweit in allen wichtigen Shops

- Verdienen Sie an jedem Verkauf

Jetzt bei www.GRIN.com hochladen und kostenlos publizieren

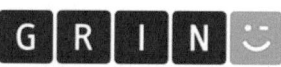

Bibliografische Information der Deutschen Nationalbibliothek:

Die Deutsche Bibliothek verzeichnet diese Publikation in der Deutschen National-bibliografie; detaillierte bibliografische Daten sind im Internet über http://dnb.d-nb.de/ abrufbar.

Dieses Werk sowie alle darin enthaltenen einzelnen Beiträge und Abbildungen sind urheberrechtlich geschützt. Jede Verwertung, die nicht ausdrücklich vom Urheberrechtsschutz zugelassen ist, bedarf der vorherigen Zustimmung des Verlages. Das gilt insbesondere für Vervielfältigungen, Bearbeitungen, Übersetzungen, Mikroverfilmungen, Auswertungen durch Datenbanken und für die Einspeicherung und Verarbeitung in elektronische Systeme. Alle Rechte, auch die des auszugsweisen Nachdrucks, der fotomechanischen Wiedergabe (einschließlich Mikrokopie) sowie der Auswertung durch Datenbanken oder ähnliche Einrichtungen, vorbehalten.

Impressum:

Copyright © 2017 GRIN Verlag
Druck und Bindung: Books on Demand GmbH, Norderstedt Germany
ISBN: 9783668660380

Dieses Buch bei GRIN:

https://www.grin.com/document/415939

Melanie Herrmann

Organisierte Selbsthilfegruppen als ein alternatives Instrument zur Finanzierung von Entwicklungsprojekten in der Pharmaindustrie

GRIN Verlag

GRIN - Your knowledge has value

Der GRIN Verlag publiziert seit 1998 wissenschaftliche Arbeiten von Studenten, Hochschullehrern und anderen Akademikern als eBook und gedrucktes Buch. Die Verlagswebsite www.grin.com ist die ideale Plattform zur Veröffentlichung von Hausarbeiten, Abschlussarbeiten, wissenschaftlichen Aufsätzen, Dissertationen und Fachbüchern.

Besuchen Sie uns im Internet:

http://www.grin.com/

http://www.facebook.com/grincom

http://www.twitter.com/grin_com

Hochschule Neu-Ulm

Studiengang: BWL im Gesundheitswesen

Lehrfach: Betriebswirtschaft in der Pharmaindustrie

Organisierte Selbsthilfegruppen als ein alternatives Instrument zur Finanzierung von Entwicklungsprojekten

Verfasser: Melanie Herrmann

Thema erhalten: Datum 25.11.2016

Arbeit abgeliefert: Datum 06.01.2017

Inhaltsverzeichnis

1. Einleitung 1
2. Theoretische Grundlagen und Begriffsbestimmungen 1
   2.1 Klinische Studien 1
   2.2 Forschung und Entwicklung von Pharmazeutika 2
3. Die Rolle der organisierten Selbsthilfegruppen 3
   3.1 Die Waisen der Pharmaindustrie 3
   3.2 Forschung und Entwicklung von Orphan Drugs 4
   3.3 Organisierte Studien durch Selbsthilfegruppen 5
4. Schlussbetrachtung 6

Literaturverzeichnis III

1. Einleitung

Mit zunehmender Lebenserwartung der Menschen, dem Wachstum der Bevölkerung und dem steigenden Gesundheitsbewusstsein, werden weltweit auch immer mehr Arzneimittel nachgefragt.[1] Doch die Pharmaindustrie ist nicht nur durch eine enorme Regelungsdichte gekennzeichnet, sondern hat auch mit einer unberechenbaren Gesetzgebung zu kämpfen.[2] Um der steigenden Nachfrage und den Anforderungen gerecht werden zu können, muss die Forschung und Entwicklung neuer Arzneien kontinuierlich fortlaufen. Die Aufwendungen von Entwicklungsprojekten sind jedoch sehr hoch.[3]

Im Rahmen dieser Arbeit wird zu nächst geklärt, was unter einer klinischen Studie zu verstehen ist, ehe kurz auf die wichtigsten Grundlagen der Forschung und Entwicklung von Arzneimittel allgemein eingegangen wird. Im folgenden Kapitel wird die Rolle von Selbsthilfegruppen bei Entwicklungsprojekten dargestellt. Da diese Selbsthilfegruppen in der Regel aus Menschen mit seltenen Erkrankungen bestehen, die selbst aktiv werden und durch Eigenstudien und Spenden zur Finanzierung von Entwicklungsprojekten beitragen, wird im Weiteren auf die Stellung und Entwicklung von Orphan Drugs eingegangen.

2. Theoretische Grundlagen und Begriffsbestimmungen

2.1 Klinische Studien

Eine klinische Studie dient der Prüfung einer gewissen Substanz an Menschen. Pharmaunternehmen können klinische Studien selbst durchführen oder einen Auftrag zur Erprobung an ein entsprechendes Institut erteilen. Doch bevor mit der Studie begonnen werden darf, muss für diese zuvor eine Genehmigung durch die verantwortliche Bundesoberbehörde erfolgen. Welche Behörde zuständig ist, hängt von der jeweiligen Substanz ab, die erforscht werden soll. Je

---

[1] Vgl. Schöffski u.a. (2008), S. 23.
[2] Vgl. Ebenda, S. 45.
[3] Vgl. Ebenda, S. 119.

nachdem ist das Paul-Ehrlich-Institut verantwortlich oder das Bundesinstitut für Arzneimittel und Medizinprodukte (BfArM).[4]

Um das Genehmigungsverfahren durchlaufen zu können, muss das Pharmaunternehmen der zuständigen Bundesoberbehörde die Resultate der präklinischen Studien zu ihrem Projekt aushändigen. Zusätzlich obliegt es der Behörde den zuvor vom Unternehmen erstellen Prüfplan zu genehmigen. Dieser Prüfplan muss möglichst präzise ausgearbeitet sein und enthält Informationen zur Versicherung der Studie, zur beabsichtigten Probandengruppe und legt zudem sowohl die Bewertungskriterien für die Wirksamkeit und Sicherheit der Substanz fest, als auch die Umstände unter welchen die klinische Studie gegebenenfalls zu stoppen ist.[5]

Eine weitere erforderliche Genehmigung auf dem Weg zur klinischen Studie ist die Zustimmung durch die Ethikkommission. Von den Forschern ist ein schriftlicher Antrag an den entsprechenden Ethikrat zustellen, welcher zu meist aus Juristen, Theologen, Mediziner und Naturwissenschaftlern besteht und sowohl für die Überprüfung des wissenschaftlichen Niveaus die Verantwortung trägt, als auch erörtern muss, ob das Projekt ethisch vertretbar ist, demnach der Nutzen das Risiko übersteigt. Zudem wird geprüft, ob das Vorhaben rechtlich zulässig ist.[6]

2.2 Forschung und Entwicklung von Pharmazeutika

Wie zuvor erwähnt, sind klinische Studien für die Entwicklung neuer Arzneien, zur besseren Therapie von akuten und chronischen Krankheiten, essentiell, um einen idealen Einsatz zu sichern. Die Finanzierung dieser Entwicklungsprojekte erfolgt vorwiegend durch die herstellenden Pharmaunternehmen.[7]

---

[4] Vgl. Bundesinstitut für Arzneimittel und Medizinprodukte (2013)
[5] Vgl. Ebenda
[6] Vgl. Verband Forschender Arzneimittelhersteller e.V. (2015)
[7] Vgl. Deutsches Ärzteblatt (2006), S. 2130.

Im Laufe der vergangenen Jahre hat vor allem der Bereich der Produktentwicklung an Komplexität zugenommen. Nicht nur die Anforderungen für die Zulassung sind gestiegen, sondern auch die Testvorschriften werden immer umfänglicher. Nicht zuletzt die Erforschung komplexer Krankheitsbilder hat dazu beigetragen, dass der zeitliche Aufwand und damit auch die Kosten für Produktentwicklungen zugenommen haben. Die Entwicklungszeit von pharmazeutischen Produkten liegt zwischen 10 und 12 Jahren, wobei die Kosten bei etwa 500 Millionen Euro je zugelassenem Arzneimittel liegen. Dem Unternehmen bleiben bei der gängigen Patentlaufzeit von 20 Jahren somit nur circa 8-10 Jahre ihre Investitionen wieder zu erwirtschaften. Das Verlustrisiko ist hoch. Experten zufolge werden etwa 6- 8% aller Medikamente zugelassen, wobei lediglich 30% dieser Arzneien eine Kostendeckung erreichen und eine Gewinnerzielung für das Unternehmen ermöglichen.[8] Patientenorientierte Forschung kann aber auch über Drittmittelgeber erfolgen. Darunter fallen Institutionen wie, Sozialversicherungsträger, Verbände und Stiftungen.[9]

3. Die Rolle der organisierten Selbsthilfegruppen

3.1 Die Waisen der Pharmaindustrie

In Deutschland gibt es in etwa 4 Millionen Menschen, die mit einer „Orphan Disease", also einer seltenen Erkrankung, zu kämpfen haben. In ganz Europa sind es grob 30 Millionen.[10] Für Pharmakonzerne ist es allerdings wenig lukrativ, Arzneien für diese „Waisen der Pharmaindustrie" zu entwickeln, da einfach zu wenige Menschen unter diesen Krankheitsbildern leiden und der Markt dementsprechend klein ist. Andere Medikamente, beispielsweise gegen Demenz, scheinen hingegen weitaus profitabler.[11] Eine Krankheit ist dann als selten zu

---

[8] Vgl. Zloch (2007), S. 3.
[9] Vgl. Deutsches Ärzteblatt (2006), S. 2131.
[10] Vgl. Verband Forschender Arzneimittelhersteller e.V. (2016), S. 3.
[11] Vgl. Bredow (17.01.2011), S. 115 f.

betrachten, wenn weniger als fünf von 10.000 Menschen in der EU von ihr betroffen sind.[12]

3.2 Forschung und Entwicklung von Orphan Drugs

Unter Orphan Drugs versteht man demnach Medikamente, die zur Behandlung dieser raren Krankheitsbilder dienen. Aktuell sind etwa zwischen 6.000 und 8.000 bekannt. Da auch die Politik die Auffassung vertritt, dass diese „Waisen der Pharmaindustrie" ebenso ein Recht darauf haben, eine Behandlung mit zugelassenen Pharmazeutika (derzeit circa 80 zugelassene Orphan Drugs in Europa) erhalten zu können, hat sie Maßnahmen eingeleitet, um die Entwicklung von Medikamenten auch in diesen kleinen Märkten lukrativer zu gestalten. Diese Maßnahmen sollen herstellende und entwickelnde Unternehmen dazu befähigen, sowohl die Aufwendungen der Forschung und Entwicklung, als auch der Produktion und Vermarktung von Orphan Drugs abdecken zu können und entsprechend des höheren ökonomischen Risikos eine Gewinnerzielung möglich machen. So wird die Entwicklung von Orphan Drugs durch die Europäische Orphan Drug- Gesetzgebung insofern unterstütz und gefördert, dass speziell für Medikamente gegen seltene Erkrankungen eine zehnjährige Marktexklusivität besteht, um den Markt durch zu viele Wettbewerber nicht noch kleiner zu machen. Das bedeutet, dass ähnliche Medikamente während dieser Zeitspanne nur dann für die entsprechende Erkrankung zugelassen werden, wenn ein Versorgungsengpass entsteht oder eine höhere Wirksamkeit oder Verträglichkeit besteht. In den USA besteht hingegen eine Marktexklusivität von nur sieben Jahren, wobei es dort möglich ist eine Steuergutschrift in Höhe von 50% auf Klinischen Studien zu Orphan Drugs zu erhalten. Zudem kann in Europa eine teilweise oder gar vollständige Freistellung von EMA- Gebühren erfolgen, wobei dies jedoch kaum Anreiz schafft, da die Risiken der Entwicklung und die damit verbundenen Kosten deutlich überwiegen.[13]

---

[12] Vgl. Schöffski u.a. (2008), S. 147.
[13] Vgl. Verband Forschender Arzneimittelhersteller e.V. (2016), S. 3 ff.

3.3 Organisierte Studien durch Selbsthilfegruppen

Seltene Erkrankungen zwingen die Betroffenen häufig dazu selbst aktiv zu werden. In einer der 70.000 bis 100.000 Selbsthilfegruppen in Deutschland, können sie sich in Gruppen zusammenfinden und mit Menschen austauschen, die dasselbe Leiden teilen. Die Mehrheit dieser Vereinigungen befassen sich mit Themen rund um Krankheit, Behinderung und Gesundheit. Aus den regionalen Selbsthilfegruppen bilden sich die jeweiligen Selbsthilfeorganisationen, welche ihre Mitglieder in der Öffentlichkeit vertreten, indem sie sich bemühen relevante Entscheidungen der Politik zu beeinflussen und Anreize wie zum Beispiel Forschungspreise bieten.[14]

In einem Interview, erklärte Magdalene Kaminski, die Bundesvorsitzende der Deutschen Parkinson Vereinigung (dPV), dass es für die dPV von enormer Bedeutung sei, medizinische Forschungen im Bereich der Parkinson-Krankheit kontinuierlich zu unterstützen, um das Leiden der Mitglieder möglichst zügig zu lindern und ihre Lebensumstände zu bessern. Daher initiiert die Selbsthilfeorganisation klinische Studien, vor allem im Areal der Bewegungsstörungen. Klinische Studien sind sehr komplex und die Forschungsarbeit ist immer kostenintensiver geworden, wohingegen Zuschüsse durch Bund und Länder eher eine Seltenheit darstellen. Die Fördermittel der dPV stammen aus dem Stiftungsvermögen ihrer Hans Tauber Stiftung, deren Kapital aus Erbschaften und Spendengeldern zusammen kommt.[15]

Welche unterstützende Rolle Patientenvereinigungen bei der Entwicklung von Pharmazeutika spielen können, zeigt auch das nächste Beispiel. Die Plattform PatientsLikeMe, hilft den Betroffenen dabei für sich passende klinische Studien ausfindig zu machen und liefert Informationen über Forschungsstände und -entwicklungen. 2008 wurde so ein Bericht der Zeitschrift PNAS publik. Einem Forscherteam aus Italien stellte aufgrund einer Studie mit 44 Probanden die Vermutung auf, dass mit einer Lithiumeinnahme die Fortschreitung der Amyotrophen Lateralsklerose, kurz ALS, gehemmt werden könnte. Üblicherwei-

---

[14] Vgl. Verband Forschender Arzneimittelhersteller e.V. (2017)
[15] Vgl. Verband Forschender Arzneimittelhersteller e.V. (2014)

se wird Lithium unteranderem zur Wirksamkeitsverstärkung von Antidepressiva verwendet, doch bestärkt durch die Publikation des italienischen Forscherteams, beschlossen mehrere Hundert ALS-Erkrankte Mitglieder der Plattform, selbst Lithium einzunehmen. Mittels eines speziell konzipierten Softwareprogramms dokumentierten die Probanden alle erforderlichen Parameter ihrer Selbststudie, wie beispielsweise die Höhe der verabreichten Lithiumdosis und auch den detaillierten Krankheitsverlauf. Zwar hat sich die Vermutung rund um die Wirksamkeit von Lithium bei ALS nicht bewahrheitet, dennoch wurden die Ergebnisse dieser Studie im Journal der Nature Biotechnology veröffentlicht. Die Tatsache, dass es sich hierbei um Ergebnisse einer durch Betroffene selbstorganisierte Studie handelt, sorgte international in Medien und Fachkreisen für großes Aufsehen. Es stellt sich die Frage, ob solche Studien künftig auch durch den Ethikrat zu genehmigen sind, um verzweifelte Probanden vor Selbststudien mit zu hohen Risiken schützen zu können.[16]

4. Schlussbetrachtung

Ich vertrete die Ansicht, dass Menschen mit seltenen Leiden, ebenso ein Anrecht auf eine entsprechende Arzneimitteltherapie haben, wie Personen die mit geläufigeren Krankheiten kämpfen. Die Erforschung und Entwicklung solcher Medikamente sollte nicht abhängig vom ökonomischen Nutzen der Pharmaunternehmen sein, sondern mehr staatliche Förderung erfahren. Die bisher gebotenen Anreize, wie die zehnjährige Marktexklusivität für Orphan Drugs, sind nicht ausreichend um herstellende Unternehmen für diesen Markt zu gewinnen. Medizinische Selbststudien von Patientenvereinigungen sollten ebenso einer Genehmigung durch die Ethikkommissionen bedürfen, wie die klinischen Studien der forschenden Pharmainstitutionen. Ich bin der Meinung, dass der Schutz der Patienten immer an oberster Stelle zu stehen hat und eine Risiko- Nutzen- Abwägung objektiv erfolgen muss, um Betroffenen möglicherweise vor sich selbst zu schützen. Ich denke, dass auch künftig ohne die Mitwirkung dieser Patienten im Bereich der Orphan Diseases nichts vorangehen wird, weshalb

---

[16] Vgl. Deutscher Ethikrat (2013), S. 28.

organisierte Selbsthilfegruppen als alternatives Finanzierungsinstrument, sei es durch finanzielle Förderungsbeiträge der Betroffenen und ihrer Angehörigen oder durch Forschungsergebnissen aus Selbststudien, an Bedeutung gewinnen werden.

Literaturverzeichnis

Bredow, Rafaela von (17.01.2011): Die Krankheitszerstückler. Wer an der Tumorerkrankung NF2 leidet, wird taub oder lahm. Jetzt gibt es ein Mittel, das hilft –aber die Kasse zahlt nicht. Von diesem Dilemma sind viele Patienten mit seltenen Leiden betroffen., in: DER SPIEGEL, Nr. 3 vom 17.1.2011, S. 115–116.

Bundesinstitut für Arzneimittel und Medizinprodukte (2013): Arzneimittelentwicklung, URL: http://www.bfarm.de/DE/Buerger/Arzneimittel/Arzneimittelentwicklung/_node.html, Stand: 5. Januar 2017.

Deutscher Ethikrat (Hrsg.) (2013): Personalisierte Medizin - der Patient als Nutznießer oder Opfer? Vorträge der Jahrestagung des Deutschen Ethikrats 2012, Berlin.

Deutsches Ärzteblatt (2006): Finanzierung patientenorientierter medizinischer Forschung in Deutschland, URL: http://www.zentrale-ethikkommission.de/downloads/Forschung.pdf, Stand: 6. Januar 2017.

Schöffski, Oliver/Fricke, Frank-Ulrich/Guminski, Werner (2008): Pharmabetriebslehre, 2. Aufl., Heidelberg.

Verband Forschender Arzneimittelhersteller e.V. (2014): „Wir möchten das Leben der Betroffenen nachdrücklich verbessern", URL: https://www.vfa-patientenportal.de/patienten-und-innovation/wir-moechten-das-leben-der-betroffenen-nachdruecklich-verbessern, Stand: 3. Januar 2017.

Verband Forschender Arzneimittelhersteller e.V. (2015): Wie sieht es mit der Beteiligung von Patienten aus?, URL: https://www.vfa-patientenportal.de/patienten-und-dialog/patienten-beteiligen-sich/wie-sieht-es-mit-der-beteiligung-von-patienten-aus.html, Stand: 5. Januar 2017.

Verband Forschender Arzneimittelhersteller e.V. (2016): vfa-/vfa bio-Positionspapier Orphan Drugs, URL: https://www.vfa.de/embed/pos-orphandrugs.pdf, Stand: 4. Januar 2017.

Verband Forschender Arzneimittelhersteller e.V. (2017): Selbsthilfe, URL: https://www.vfa-patientenportal.de/service/glossar/begriffe/_IS, Stand: 5. Januar 2017.

Zloch, Sabine (2007): Wertorientiertes Management der pharmazeutischen Produktentwicklung, 1. Aufl., Wiesbaden.

BEI GRIN MACHT SICH IHR WISSEN BEZAHLT

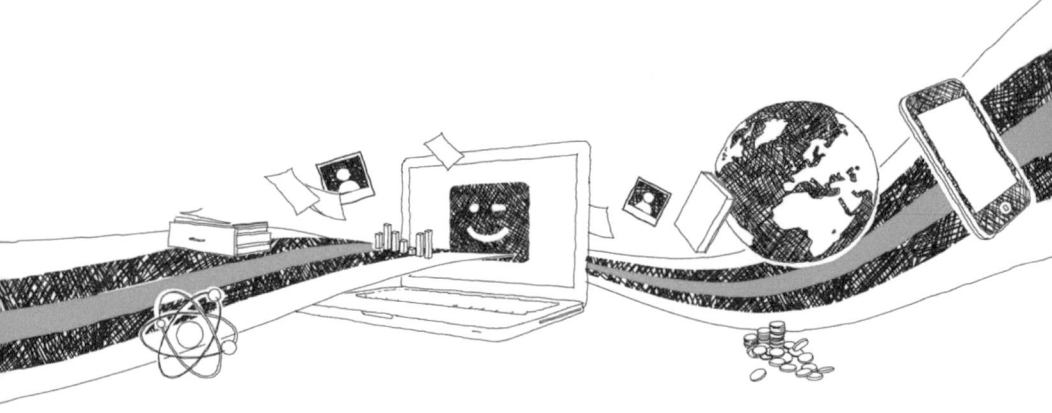

- Wir veröffentlichen Ihre Hausarbeit, Bachelor- und Masterarbeit

- Ihr eigenes eBook und Buch - weltweit in allen wichtigen Shops

- Verdienen Sie an jedem Verkauf

Jetzt bei www.GRIN.com hochladen und kostenlos publizieren